DES

ARTHROPATHIES DU GENOU

CONSÉCUTIVES

AUX

FRACTURES DE JAMBE ET DE CUISSE

PAR

Aimé LAFARGUE,

Docteur en médecine de la Faculté de Paris,

PARIS

A. PARENT, IMPRIMEUR DE LA FACULTÉ DE MÉDECINE

29-31, RUE MONSIEUR-LE-PRINCE, 29-31.

1878

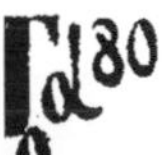

DES

ARTHROPATHIES DU GENOU

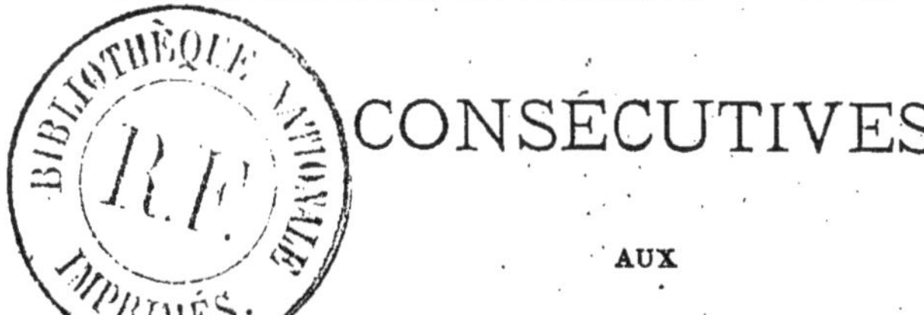

CONSÉCUTIVES

AUX

FRACTURES DE JAMBE ET DE CUISSE

PAR

Aimé LAFARGUE,

Docteur en médecine de la Faculté de Paris,

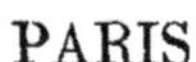

PARIS

A. PARENT, IMPRIMEUR DE LA FACULTÉ DE MÉDECINE

29-31, RUE MONSIEUR-LE-PRINCE, 29-31.

1878

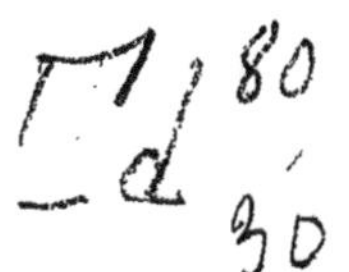

A MON PÈRE ET A MA MÈRE

A MA SŒUR

A MES PARENTS

MES AMIS

A MON PRÉSIDENT DE THÈSE

M. LE PROFESSEUR TRÉLAT

A M. LANNELONGUE

Professeur agrégé, chirurgien de l'hôpital Sainte-Eugénie.

AVANT-PROPOS.

Il y a quelques mois, M. Lannelongue nous fit observer dans son service, à l'hôpital Sainte-Eugénie, des fractures de jambe et de cuisse, compliquées d'hydarthrose du genou. Ces faits, alors nouveaux pour nous, attirèrent notre attention ; nous crûmes trouver en eux la cause de phénomènes diversement interprétés, que les uns rattachent à l'immobilité, les autres à la position du membre, certains à l'appareil et au traitement. Il nous sembla que cette question n'était pas sans importance, au point de vue de la thérapeutique des fractures, et surtout au point de vue de la fonction du membre; car, plus souvent encore que le raccourcissement, les gênes articulaires, les fausses ankyloses font le désespoir des malades et des médecins. Ces considérations nous déterminèrent à faire de cette étude le sujet de notre thèse.

Nous nous efforcerons de suivre les épanchements dans les diverses phases de leur développement, de marquer la place qui leur revient dans l'arthropathie qui nous occupe, de dégager, au milieu des opinions émises sur le mécanisme de leur formation, celles qui se concilient le mieux avec les faits observés ; enfin, lorsque nous rencontrerons quelque indication pratique, nous tâcherons de la saisir.

Avant de commencer notre travail, nous devons justifier le titre que nous avons choisi. Parmi les accidents articulaires, consécutifs aux fractures, l'épanchement du début est le fait capital, souvent même le seul qu'on observe pendant toute la durée de la consolidation. Mais y a-t-il là une simple accumulation de sérosité ou de synovie plus ou moins modifiée ? nous ne le pensons pas : lorsque le malade veut reprendre l'usage du membre, on constate dans le genou des produits inflammatoires qui ne sauraient exister sans arthrite préalable. Celle-ci, toutefois, ne se manifeste que par ses effets tardifs : la douleur spontanée ou provoquée, seul signe immédiat qui puisse révéler son existence, est rare chez l'enfant et fait souvent défaut chez l'adulte. De plus, l'origine de cette arthrite est encore en discussion. Pour tous ces motifs, nous avons préféré, comme titre de notre thèse, une expression générale, embrassant tous les accidents sans préjuger leur nature ou leurs rapports.

DES
ARTHROPATHIES DU GENOU CONSÉCUTIVES
AUX
FRACTURES DE JAMBE ET DE CUISSE

Lorsqu'une force assez puissante vient fracturer les os de la jambe ou celui de la cuisse, l'articulation du genou ne tarde pas à être atteinte; et au commencement, comme à la fin de son affection, elle témoigne sa souffrance par une sécrétion anormale de liquide. Les épanchements qu'elle présente sont de plusieurs sortes ; ils diffèrent surtout par le moment où ils se produisent, les causes et le mécanisme de leur production. Nous les rangerons dans trois classes distinctes.

a. Ceux de la première sont, sans contredit, les plus importants. Ils se montrent peu de temps après la fracture, et en raison même de leur apparition rapide, on ne saurait expliquer leur mode de formation par l'immobilité, les pansements ou les appareils. Nous serons obligé d'en rechercher la cause dans les circonstances qui accompagnent l'accident, dans la solution de continuité de l'os et les modifications de voisinage qu'elle détermine.

b. Ceux de la deuxième classe surviennent à la fin du

traitement, lorsque le membre commence à reprendre ses fonctions; M. Hennequin les appelle épanchements fonctionnels. Nous les avons observés chez tous les malades que nous avons pu suivre jusqu'à leur guérison complète.

c. Dans la troisième classe nous comprenons toutes les productions accidentelles de liquide, dues à des appareils défectueux ou mal appliqués.

Les épanchements de la première classe constituent l'hydarthrose primitive qui se développe sans lésion, sans contusion apparente du genou et caractérise l'arthropathie. C'est son début, sa marche, sa terminaison que nous allons étudier. Les autres épanchements seront décrits à leur place, à mesure que nous les rencontrerons.

Avant de quitter ces notions préliminaires, nous devons nous demander si le genou jouit seul du triste privilége de se remplir de liquide après les fractures. A cette question M. Berger (1) n'hésite pas à répondre affirmativement; et telle semble être aussi l'opinion de M. Hennequin (2). Bien que nous n'ayons pas de faits personnels qui puissent les contredire, nous nous permettrons cependant de ne pas accepter leurs affirmations. Il est facile, en effet, de trouver des renseignements qui commandent au moins la réserve. M. Teissier (3) a vu du liquide dans les articulations tibio-tarsienne et calcanéo-astragalienne, à la suite des

(1) Thèse de Paris, 1873.

(2) Traité des fractures du fémur et de leur traitement par l'extension continue, 1877.

(3) Gaz. med., 1841, pages 609-625.

fractures de jambe; M. Delthil (1) cite dans sa thèse plusieurs exemples d'ankylose coxo-fémorale, persistant au cent dix-septième jour du traitement dans l'observation IX, et au quatre-vingt-huitième, dans l'observation XXVI : dans les deux cas, la fracture était située sur la diaphyse du fémur; M. Gosselin (2) assure que la gêne dans l'articulation de la hanche, quoique moins fréquente que celle du genou, est loin d'être rare; M. Lannelongue (3) a trouvé un épanchement du coude consécutif à une fracture du bras, chez un enfant mort du croup, quelques jours après son entrée à l'hôpital. Ces faits nous paraissent avoir une grande valeur. Et puis, nous ne faisons aucune difficulté pour reconnaître que l'articulation du genou, par l'étendue de sa synoviale et la configuration de ses surfaces est plus exposée que toutes les autres; mais nous ne voyons pas pourquoi celles-ci échapperaient absolument aux lésions indirectes qui réclament, comme nous essayerons de le démontrer, une si large part dans l'étiologie des épanchements. D'ailleurs, si les signes qui révèlent la présence du liquide n'ont pas été constatés dans les autres articulations, cela ne tient-il pas en grande partie aux difficultés de leur recherche? Toutes ces raisons nous font croire que la jointure fémoro-tibiale est loin d'avoir le monopole de cette arthropathie, et qu'on peut l'étendre à toutes les jointures, en réservant les questions de la fréquence et de la gravité.

(1) Thèse de Paris, 1869.

(2) Cliniques de la charité, 1872.

(3) Observation inédite.

HISTORIQUE.

Il faut remonter à quelques années seulement pour trouver la première description des accidents articulaires qui signalent, dès le début, les fractures du membre inférieur. Les auteurs classiques, J.-L. Petit, Boyer, Sanson, Richerand, Nélaton, Follin, ne mentionnent même pas l'hydarthrose primitive ; les appareils qu'ils se hâtaient d'appliquer la dérobaient à leurs yeux et les obligeaient à chercher dans le traitement une origine plus ou moins hypothétique des désordres tardifs qu'ils avaient à combattre.

M. Teissier, dans son mémoire sur les effets de l'immobilité (Gaz. méd. 1841, p. 609-625), parle de trois malades, dont le genou, observé à l'autopsie, était certainement le siége de la lésion qui nous occupe ; il cite même deux cas d'hydarthrose observés chez des sujets jeunes encore et vigoureux, dont l'un présentait une fracture de la partie moyenne du fémur, et l'autre, une fracture des deux os de la jambe, un peu au-dessus des malléoles. Mais il n'accorde à ces derniers faits aucune signification, et il met l'exhalation séro-sanguinolente, trouvée à l'autopsie, sur le compte du repos prolongé.

Malgaigne est le premier auteur qui ait fait mention de l'hydarthrose du genou consécutive aux fractures : « Quand la fracture est très-rapprochée du genou, dit-il dans son Traité des fractures et luxations, p. 730, l'articulation participe d'ordinaire au gonflement du membre et il y a un épanchement de sang ou de sérosité dans la synoviale.... L'épanchement entretient l'engorgement des parties molles et le fait persister souvent au delà même du temps requis pour la consolidation. D'autres fois, au contraire, cet engorgement si voisin de l'articulation finit par y déterminer une irritation sécrétoire. Mais c'est surtout après la consolidation terminée et lorsqu'il s'agit de restituer au membre ses mouvements qu'il faut redouter l'hydarthrose. » On le voit, Malgaigne borne son observation aux fractures de cuisse très-rapprochées du genou ; il semble attribuer l'épanchement à une hypersécrétion de la synoviale : il signale les hydarthroses tardives.

Nous n'insistons pas sur la thèse de M. Bosia (Paris 1861), qui ne trouve dans les cas de M. Teissier que des complications scorbutiques.

Il faut arriver jusqu'au *Traité clinique et pratique des fractures chez les enfants*, publié en 1861 par M. Coulon, interne de M. Marjolin, pour voir indiquée, d'une manière générale, l'hydarthrose du genou consécutive aux fractures du fémur : « Une complication assez fréquente, lisons-nous p. 224, c'est un épanchement dans le genou, causé par la chute qui a déterminé la fracture. » M. Coulon cite deux cas de fracture, l'un au tiers supérieur, l'autre au tiers moyen, dans lesquels l'hydarthrose a été bien observée, depuis son apparition jusqu'au retour complet de l'articulation à l'état normal. Nous ne retiendrons de cette lecture qu'un seul fait ; c'est que l'épanchement, d'après l'auteur du traité, reconnaît pour cause la chute même, c'est-à-dire une contusion ou une entorse. Nous verrons bientôt dans un autre ouvrage, inspiré également par M. Marjolin, soutenir une pathogénie différente de la même lésion.

Nous dirons peu de choses de la thèse de M. Delthil (Paris, 1869), qui considère l'hydarthrose comme un accident fréquent qu'il rapporte au moyen contentif : « car elle s'est toujours manifestée pendant la convalescence et après que l'appareil a été levé. » M. Delthil va même plus loin : il regarde l'hydarthrose « comme une complication toujours fâcheuse. » Nous verrons les raisons qui lui ont fait émettre une assertion si erronée.

En 1870, M. Rouge (de Lausanne), présentant des pièces à la Société vaudoise de médecine (séance du 8 décembre), insiste sur l'épanchement du genou ; ce signe, qu'il tient de M. Gayet (de Lyon), est très-important dans les fractures de cuisse ; il ne manque jamais.

Au mois de février 1870, M. Alison commence à recueillir, dans le service de M. Marjolin, des observations qui serviront de base à sa thèse. Sur trente fractures du fémur qu'il a l'occasion d'examiner, il trouve l'épanchement du genou vingt-neuf fois ; une seule fois son existence est douteuse. Dans la première partie de son travail, il étudie ce symptôme au point de vue de sa nature, de sa fréquence et de ses variétés ; dans la seconde partie, il s'attache à démontrer que l'hydarthrose est bien la propriété des fractures du fémur ; il croit en trouver la cause dans l'arrêt que subit la circulation en retour du sang dans le périoste, l'os et la moelle. Cette explication diffère sensiblement de celle de M. Coulon ; aussi nous croyons que M. Marjolin qui, le premier, semble avoir bien étudié ces épanchements, n'adopte pas l'une à l'exclusion de l'autre.

Vers la même époque, M. Gosselin, dans une clinique qu'il fait sur un malade entré dans son service le 13 mai 1870, à quatre heures du soir, avec une fracture de cuisse au tiers moyen, et mort le même jour à cinq heures et demie, attire l'attention de ses élèves sur une complication fréquente des fractures du fémur, l'épanchement du genou. Il rappelle que l'année précédente une autopsie lui avait permis d'indiquer la pathogénie de cet accident. Il avait, en effet, constaté peu de temps après la production de la fracture une infiltration sanguine, formant une masse gélatiniforme qui occupait toute l'épaisseur des muscles ainsi que leurs interstices, et s'étendait jusqu'au cul-de-sac supérieur de la synoviale; l'articulation renfermait une grande quantité de sérosité sanguinolente. Cette observation avait conduit M. Gosselin à regarder l'hydarthrose comme le produit du passage à travers la séreuse articulaire de la partie liquide du sang. Les signes négatifs, trouvés dans sa dernière autopsie, ne font que le confirmer dans cette opinion; car, s'il n'y a pas de liquide dans le genou, cela tient à ce que l'épanchement intermusculaire n'a pas eu le temps de descendre.

Nous retrouvons dans la thèse de M. Berger, alors interne de M. Gosselin, les idées du maître brillamment exposées. M. Berger donne une excellente description de l'hydarthrose primitive ; il montre ses variétés, ses rapports avec la fracture et avec la gêne articulaire. Il fait suivre son travail de nombreuses expériences sur les animaux, expériences qui viennent, dans une certaine mesure, à l'appui de l'opinion qu'il défend.

M. Hennequin, dans son ouvrage sur les fractures du fémur et leur traitement par l'extension continue, consacre un chapitre à l'étude de l'hydarthrose. Il attribue cette complication dont on a, suivant lui, exagéré l'importance à une lésion articulaire, produite en même temps que la fracture; il lui accorde une faible part dans l'étiologie de la gêne et de l'ankylose et nie sa constance. Enfin, il signale l'hydarthrose fonctionnelle qu'il a observée, non-seulement dans les fractures de cuisse, mais encore dans celles de jambe, au tiers supérieur; elle n'est souvent, dit-il, que la réapparition de l'épanchement primitif, qui avait disparu sous l'influence de l'immobilité et de la compression exercée par l'appareil.

Nous ne saurions terminer ce qui a trait à l'historique de notre question sans parler d'un débat plusieurs fois renouvelé, dans ces derniers temps, devant la Société de chirurgie (*in* bull. de la Société de chirurgie. — Séances des 2 et 8 janvier, — 15 mai 1878). L'opinion qui fait de l'hydarthrose la conséquence d'un traumatisme indirect du genou y a trouvé de nombreux défenseurs; nous citerons particulièrement MM. Verneuil et Lannelongue. Nous devons dire cependant que M. Lannelongue ne rejette pas d'une façon absolue la théorie de MM. Gosselin et Berger; dans la séance du 2 janvier, il a même produit une observation dans laquelle la transsudation du sang à travers la synoviale lui paraissait incontestable; mais il considère ces faits comme très-rares.

Ce court exposé nous montre qu'on accorde aujourd'hui à l'hydarthrose du genou la place qu'elle mérite à côté des fractures de cuisse. Au contraire, les épanchements consécutifs aux fractures de jambe ont été à peine mentionnés ; M. Teissier en a donné une observation concluante dont il n'a pas cherché l'explication; dans l'ouvrage de M. Hennequin nous en trouvons deux relatives à des fractures du tiers supérieur. Nous sommes persuadé que si l'on cherche avec soin, on découvrira la présence du liquide dans le genou, après toutes ou presque toutes les fractures du tibia.

Il est un autre point qui n'a pas été suffisamment mis en lumière ; c'est celui qui concerne les différences qui existent entre les divers épanchements. Ainsi, Malgaigne parle surtout de l'hydarthrose qui suit le rétablissement de la fonction du membre, MM. Alison et Berger ne voient que l'hydarthrose primitive, et M. Hennequin, qui décrit les deux formes, semble quelquefois les confondre. Nous pensons qu'on peut et qu'on doit les distinguer.

Observations.

Fractures de cuisse.

Obs. I. Marquet (Eugénie), âgée de 8 ans, entre à l'hôpital Sainte-Eugénie, salle Sainte-Eugénie, n° 33, le 20 février 1878.

Elle a une fracture de la cuisse gauche, située au niveau du tiers supérieur avec le tiers moyen, et reconnaissant pour cause une chute sur ce côté. Il existe un chevauchement considérable des fragments; le supérieur est porté en dedans et en avant, l'inférieur, en dehors et en arrière. On ne voit pas d'ecchymose.

Le 23 février, on trouve dans le genou un épanchement très-abondant. Appareil américain.

Le 20 mars, on enlève l'appareil; l'épanchement persiste encore.

Le 25, on met une gouttière plâtrée. L'enfant est tombée, depuis quelques jours, dans un état qui devient de plus en plus grave; tous les matins elle a de la fièvre, des quintes de toux; l'auscultation du sommet droit fait entendre un bruit de souffle. Le ventre est tendu et douloureux; en le pressant légèrement, on découvre une fine crépitation.

Le 28, le ballonnement du ventre est très-prononcé; l'état général est toujours grave. Cet ensemble paraît se rapporter à une généralisation tuberculeuse. L'épanchement du genou est stationnaire.

Le 1er avril, l'état général semble meilleur. L'épanchement diminue.

Le 11, l'appareil est levé, il n'y a plus d'épanchement articulaire. On constate de légers mouvements de latéralité. La santé devient tous les jours meilleure.

Le 14, on retrouve dans le genou un peu de fluctuation. Le 15, l'épanchement est plus marqué. Il existe encore le 27 avril, et cependant la malade n'a pas quitté le lit. L'état général est bon.

Le 29, on permet à l'enfant de se lever. Sous l'influence de la marche, l'épanchement augmente.

Il est facile, jusqu'au 10 mai, de percevoir la fluctuation et le choc rotulien. Ces signes disparaissent alors. Il n'y a pas de gêne articulaire; l'engorgement seul persiste à un faible degré.

Le 17 mai, l'enfant quitte l'hôpital; la fracture est bien consolidée et la fonction du membre est parfaite.

Obs. II. Rottier (Eugène-Charles), âgé de 13 ans, entre le 2 mars à l'hôpital Sainte-Eugénie, salle Napoléon, no 8. Il a une fracture de la cuisse droite, située au tiers moyen, et produite par cause directe.

Le 5 mars, à la visite, on trouve dans le genou une fluctuation manifeste. Appareil américain.

Le 6 et le 7, l'épanchement augmente.

Le 25, il existe encore, mais en moindre quantité. Il persiste jusqu'au 11 avril. Ce jour là, on visite l'appareil; la fracture paraît consolidée, l'épanchement a disparu, mais il reste un engorgement très-apparent. Le membre est placé dans une gouttière.

Le 30 avril, on enlève la gouttière; en ce moment, on ne trouve pas de liquide dans le genou.

Le 1er mai, légère fluctuation.

Le 2 mai, l'épanchement est plus abondant, bien que l'enfant n'ait pas marché.

Le 5 mai, cet épanchement a disparu. Gêne articulaire; mouvements de flexion limités et douloureux.

Le 6, l'enfant marche.

Le 8, nous constatons un épanchement assez abondant avec fluctuation et choc rotulien.

Sous l'influence de la marche, les mouvements de flexion du membre deviennent plus étendus. L'hydarthrose du genou persiste encore le 20 mai, au moment de la sortie. L'engorgement et la gêne articulaire ont diminué d'une façon sensible.

Obs. III. Eugénie Houdin entre à l'hôpital Sainte-Eugénie, salle Sainte-Eugénie, n° 29, le 16 mars 1878. Elle a une fracture de la cuisse droite, située vers la partie moyenne et produite par le passage d'une roue de voiture; les fragments ne sont pas déplacés.

Le 17, à la visite, on trouve un épanchement sous-tricipital considérable. L'articulation est intacte. Appareil américain.

Le 19, on constate dans le genou un épanchement très-abondant.

Le 20 mars, l'épanchement paraît encore plus accusé.

Il est stationnaire le 25, le 27 et le 30 avril.

A partir de cette époque, il diminue assez rapidement.

Le 11 mai, on enlève l'appareil. Il y a encore un peu de liquide.

Le 12, l'épanchement a augmenté. Le 15, il est facile de percevoir la fluctuation et le choc rotulien.

Le 19, ces signes n'existent plus; on permet à l'enfant de se lever.

Sous l'influence de la marche, l'épanchement se reproduit, mais en petite quantité. Il n'y a pas de gêne articulaire, ni d'empâtement des parties voisines.

Le 25 et le 28 mai, nous retrouvons encore du liquide dans le genou.

Le 1er juin, il n'en reste plus trace. L'enfant sort complètement guérie.

Obs. IV. Dubus (Louis), âgé de 5 ans, entré à l'hôpital Sainte-Eugénie, salle Napoléon, no 39, le 23 mars. En tombant d'une petite hauteur il s'est fracturé la cuisse droite, vers l'union du tiers inférieur avec le tiers moyen. Le fragment inférieur est porté en dedans et en avant, le supérieur, en dehors et en arrière. Il y a sous le triceps un vaste épanchement, qui se dirige en bas et soulève ce muscle. Au moment de l'entrée à l'hôpital, c'est-à-dire une demi-heure après l'accident, on constate déjà une légère fluctuation dans le genou.

Le 24 mars, l'épanchement a fait peu de progrès.

Le 25 et le 26, il est plus abondant, sans atteindre cependant de grandes dimensions. La mensuration, faite au niveau de la partie supérieure de la rotule, nous donne 26 centimètres à droite, et 24 à gauche. Il n'y a pas de douleur. La jambe est fléchie sur la cuisse et le genou est porté en dehors. Appareil américain.

Le 23 avril, on enlève cet appareil qu'on remplace par une gouttière plâtrée. L'épanchement n'existe plus.

Le 6 mai, on retire la gouttière plâtrée. L'épanchement ne s'est pas produit; mais on trouve, à la partie interne du genou une plaie assez profonde, sur laquelle on applique un pansement simple.

La plaie tarde à guérir et oblige l'enfant à garder le lit. Ici, nous n'avons pas encore, au 1er juin, trouvé l'épanchement fonctionnel. Nous attribuons ce résultat au pansement qui entoure le genou et immobilise l'articulation. Nous devons dire toutefois que le pansement est renouvelé tous les jours et que l'immobilité n'est pas absolue. Nous verrons les conséquences qu'on peut tirer de ce fait au point de vue de l'étiologie des épanchements secondaires.

Obs. V. B....., (Auguste), âgé de 2 ans, entre à l'hôpital Sainte-Eugénie, pavillon Napoléon, le 25 mars 1878, pour une fracture de la cuisse droite, occupant la partie moyenne. Cette fracture reconnaît pour cause le passage d'une roue de voiture.

L'accident est survenu le 24 mars; le 26, nous trouvons un épanchement notable dans le genou. La mensuration comparée nous fournit une différence de 2 centimètres à l'avantage du genou droit.

Le 28, on met un appareil américain.

Le 14 avril, le malade perd l'appétit et devient triste; en même temps, on note un léger mouvement fébrile.

Le 15, cet état s'aggrave; la respiration est accélérée et pénible.

Le 16, on voit sur le menton et sur les joues une éruption rubéolique qui, le lendemain, gagne la poitrine.

Le 18, l'enfant succombe.

Autopsie faite le 19 avril. Les taches rubéoliques ont disparu; nous trouvons, du côté de l'appareil respiratoire, les lésions de la broncho-pneumonie. Notre attention est surtout dirigée vers la fracture et le genou droit. Nous trouvons le cal tout à fait ramolli; une infiltration sanguine s'étend, au dessous du triceps depuis le foyer de la fracture jusqu'à l'articulation fémoro-tibiale. Il existe une autre infiltration sanguine, située à la partie postérieure et supérieure du fémur et se prolongeant jusqu'à la base du grand trochanter. Dans l'articulation du genou, il n'y a pas de liquide. On voit par transparence une ecchymose occupant la partie supérieure et interne du cul-de-sac de la synoviale, au-dessus de la rotule. Dans l'espace intercondylien, on aperçoit un point limité où la séreuse articulaire est vascularisée. Dans l'articulation tibio-tarsienne, du côté de la fracture, il y a une petite quantité de liquide transparent, un peu filant, de couleur citrine. Le pied et le cou-de-pied sont œdématiés; à la partie inférieure de la jambe, on trouve une légère solution de continuité produite par l'appareil. En somme, cette autopsie, à peu près négative au point de vue de l'arthropathie du genou, nous semble démontrer l'existence des hydarthroses qui reconnaissent pour cause une constriction trop grande exercée par l'appareil au-dessus d'une articulation.

Obs. VI. Philippeau Ancelles, âgé de 2 ans, entre à l'hôpital Sainte-Eugénie, pavillon Napoléon, n° 19, le 1er avril 1878. Il a une fracture de la cuisse droite, au tiers moyen, produite, disent les parents, par une roue de voiture; mais à l'appui de ce dire on ne trouve qu'une légère ecchymose située à la partie postérieure de la cuisse. Le 3, on constate un léger épanchement dans le genou.

Le 4, la fluctuation est plus manifeste. Appareil américain.

Le 23 avril, on enlève l'appareil; il n'y a plus de liquide dans l'articulation.

Cet enfant est emporté par ses parents, le 12 mai. Il ne nous a pas été possible de chercher l'hydarthrose fonctionnelle.

Obs. VII. Deletain, Georges, âgé de 4 ans, entre le 3 mars, à l'hôpital Sainte-Eugénie, salle Napoléon, n° 49. Il a une fracture de la cuisse droite, à l'union du tiers inférieur avec les deux tiers supérieurs; cause indirecte.

Le 4 mars, on constate dans le genou un léger épanchement, qui augmente le 5 et le 6 mars.

Le 25, on perçoit encore la fluctuation et le choc rotulien. Ces signes persistent jusqu'au 5 avril.

Le 25 avril, on enlève l'appareil; la fracture est bien consolidée; il n'y a pas d'épanchement dans le genou.

Le 27, nous trouvons l'hydarthrose fonctionnelle.

Elle devient très-manifeste le 29, jour où l'enfant commence à marcher. Le membre exécute tous les mouvements de flexion sans gêne ni douleur. Il existe un peu d'empâtement péri-articulaire qui disparaît peu à peu avec l'épanchement. Légers mouvements de latéralité.

Le 10 mai, la marche est assurée et, le 13, l'enfant sort guéri.

Obs. VIII. Ballée (Auguste), âgé de 6 ans, entre le 28 avril à l'hôpital Sainte-Eugénie, salle Napoléon, n°49, pour une fracture de la cuisse gauche, au tiers inférieur. Cause indirecte.

Le 29, nous trouvons dans le genou un épanchement abondant.

Le 30 avril, la quantité de liquide est plus grande encore. La mensuration donne 25 centimètres à droite et 29 à gauche. Appareil américain.

L'épanchement reste quelques jours stationnaire. Il diminue beaucoup le 10, le 12, le 15 mai.

Le 19, on ne le trouve plus. Le 1er juin ce malade est encore à l'hôpital. Son membre est dans l'appareil.

Si nous avons donné cette observation qui est très-incomplète, c'est parce qu'elle nous a paru intéressante à cause de l'abondance de l'épanchement et de la rapidité de la résorption.

Nota. — Nous croyons inutile de rapporter quatre observations de fractures de cuisse, que nous avons prises aux nos 10 du pavillon Napoléon, 12, 21 et 23 du pavillon Sainte-Eugénie, sur des enfants de 2 à 3 ans. Il nous suffira de dire que chez ces jeunes sujets les hydarthoses, primitive et consécutive, ont fait complétement défaut à toutes les périodes du traitement.

Fractures de jambe.

Obs. IX. Foubert (Gustave), âgé de 9 ans et demi, entre le 12 mars 1878, à l'hôpital Sainte-Eugénie, salle Napoléon, n° 4, service de M. Lannelongue. Cet enfant, d une constitution robuste, a toujours joui d'une bonne santé. Le 12 mars, il était en classe, debout devant une fenêtre, lorsqu'un de ses camarades, le saisissant par le bras droit et l'attirant à lui, le fit tomber sur le plancher. On fut obligé de le relever et de le porter à l'hôpital.

Le 13, on constate sur la partie interne de la jambe droite, à l'union du tiers inférieur avec le tiers moyen, un léger gonflement avec ecchymose peu étendue. En ce point, le malade accuse à la pression une vive douleur. La mobilité anormale et la crépitation sont difficiles à constater; pour les obtenir, il est nécessaire de fixer l'extrémité inférieure de la jambe, de prendre le pied à pleine main et de le porter dans l'extension forcée; on détermine ainsi une saillie peu marquée, mais apparente, du fragment supérieur en avant; on provoque en même temps de la crépitation. Le péroné ne paraît pas fracturé; en effet, la douleur sur son trajet, la mobilité anormale, les traces de contusion manquent absolument. Le pied est dans une attitude régulière et jouit de tous ses mouvements. L'articulation du genou est intacte.

Le 14 mars, les culs-de-sac latéraux de la synoviale commencent à faire relief, et en ramenant le liquide sous la rotule, on perçoit une légère fluctuation.

Le 15 et le 16, cette fluctuation devient plus manifeste. La mensuration comparée donne 30 centimètres, pour le genou droit et 28 pour le genou gauche.

L'épanchement reste stationnaire les jours suivants.

Le 25 mars, il paraît diminuer.

Le 5 avril, il n'en reste plus trace. Mais il existe des mouvements de latéralité et l'on entend un bruit de craquement.

Le 18, l'enfant se lève; la fracture est bien consolidée; les mouvements de l'articulation sont parfaits; il n'y a, pendant la marche, qu'un peu de douleur dans le mollet.

Le 22, on retrouve la fluctuation dans le genou.

Le 24, le choc rotulien est facile à percevoir. Le malade continue à marcher.

Le 27 avril, il n'y a plus d'épanchement.

Le 28, il sort. La fonction du membre est parfaite.

Obs. X. Perret Louise, âgée de 12 ans, entre le 13 mars à l'hôpital Sainte-Eugénie, salle Sainte-Eugénie, n° 1. Ce jour là, en revenant de l'école, elle est tombée sur le trottoir de la manière suivante : la jambe gauche fléchie et portée en dehors, la plante du pied dans l'abduction. Il n'a pas été possible à l'enfant de se relever; on l'a immédiatement portée à l'hôpital.

La jambe n'offre point de déformation; elle est seulement un peu tuméfiée vers l'union du $\frac{1}{4}$ inférieur avec les $\frac{3}{4}$ supérieurs. On voit au même niveau une ecchymose qui occupe la face interne de la jambe et descend en arrière. Le péroné est intact. Le pied ne présente rien d'anormal; l'enfant peut en disposer à son gré.

Comme dans l'observation précédente, il est très-difficile de découvrir la mobilité anormale et la crépitation. Aussi il faut avoir recours au même procédé, et l'on constate ainsi une mobilité peu marquée du fragment supérieur au-devant du fragment inférieur; on perçoit également une légère crépitation.

Le 14 mars, à la visite, c'est-à-dire 15 heures après l'accident on trouve dans le genou un épanchement assez considérable. Autour de l'articulation, il n'y a pas de trace d'ecchymose, ni de contusion; il n'y a pas de gonflement ni d'infiltration de sang dans les deux tiers supérieurs de la jambe. Il existe une douleur assez vive aux insertions du ligament latéral interne. Appareil plâtré.

L'hydarthrose persiste jusqu'au 10 avril.

Le 22, on enlève l'appareil. En ce moment, il n'y a pas de liquide dans le genou. Sous l'influence des mouvements que le membre exécute dans le lit, l'hydarthrose se reproduit : nous la constatons le 23, 24 et 25 avril. Le 29, elle a disparu.

On permet alors à l'enfant de marcher : les mouvements se font sans gêne ni douleur.

Le 2 mai, l'épanchement reparaît et persiste jusqu'au 5. Ce jour-là, on ne trouve pas de liquide dans le genou; cependant dans la soirée, la malade est obligée de se mettre au lit; sa jambe est rouge et tuméfiée au niveau de la fracture, et cause de la douleur.

Sous l'influence du repos, ces phénomènes disparaissent. L'épanchement ne se reproduit plus. Louise Perret quitte l'hôpital le 20 mai.

Obs. XI. Mercier (Gaston), âgé de 9 ans, entre le 13 mars, à l'hôpital Sainte-Eugénie, salle Napoléon, n° 13, pour une fracture de la jambe gauche, située à la partie moyenne et produite par la chute sur cette jambe d'un sac très-lourd.

Le 14, on constate une fracture complète avec mobilité anormale, crépitation, douleur vive, surtout au niveau du péroné, et ecchymose étendue. L'examen le plus minutieux ne fait pas découvrir d'épanchement dans le genou. Il en est de même les jours suivants.

Le 19, l'épanchement commence à se produire. Entre le genou et le foyer de la fracture les parties sont intactes. Appareil plâtré.

Le 20, la fluctuation est très-manifeste.

Le 25, la mensuration donne 26 centimètres à gauche, 24 centimètres et demi à droite. Les jours suivants la quantité de liquide diminue.

Le 3 avril, il n'est plus possible de percevoir le choc rotulien.

Le 30 avril, on enlève l'appareil et l'on permet à l'enfant de marcher.

Le 1er mai, on constate un peu de fluctuation. Il n'y a pas de gêne articulaire; les mouvements de flexion se font sans douleur.

Le 5 mai, toute trace de liquide a disparu; et le 6, l'enfant quitte l'hôpital.

Obs. XII. Billoué (Armand), âgé de 14 ans, est tombé en montant un escalier, le 21 mars 1878. Comme il ne pouvait pas se relever, ses parents furent obligés de le prendre et de le porter à Saint-Louis. Là, on lui trouva une fracture de la jambe droite, à l'union du tiers moyen avec le tiers inférieur, et on lui mit un appareil plâtré. Le jour même, il fut envoyé à l'hôpital Sainte-Eugénie.

Le 23 et le 24, l'articulation est encore intacte.

Le 25, il existe un peu de gonflement du genou. En colligeant le liquide au-dessous de la rotule, on sent la fluctuation.

Le 26, la mensuration accuse une différence de 1 centimètre et demi à l'avantage du genou droit.

L'épanchement persiste jusqu'au 5 avril.

Le 23, on enlève l'appareil. Le lendemain nous trouvons une petite quantité de liquide dans le genou. Cette hydarthrose fonctionnelle ne tarde pas à disparaître, et le 6 mai, l'enfant part tout-à-fait guéri.

Obs. XIII. Bertrand (Raoul), âgé de 12 ans, entre à l'hôpital Sainte-Eugénie, salle Napoléon, n° 36, le 3 avril, pour une fracture de jambe produite par la chute d'une porte sur la jambe gauche. Il y a une violente contusion de la peau et des parties molles, occupant le tiers moyen, siége de la fracture.

Le 5 et le 6 avril, on ne trouve pas d'épanchement dans le genou.

Le 8, on constate une légère fluctuation. La quantité de liquide augmente le 9, le 10 et le 11 avril. Appareil plâtré.

L'épanchement persiste jusqu'au 5 mai.

Le 15 mai, on enlève l'appareil. Le cal est gros et difforme. L'articulation du genou, étudiée au point de vue de la fonction, ne présente rien d'anormal.

Le 17, l'hydarthrose se reproduit. Elle persiste jusqu'au 25 mai. Le 1er juin, l'enfant est encore à l'hôpital.

Obs. XIV. Sins (Eugène), âgé de 16 ans, entre le 16 avril, à l'hôpital Sainte-Eugénie, salle Napoléon. Il a une fracture de la jambe gauche, située à l'union du tiers supérieur avec les deux tiers inférieurs. Cause directe.

Le 17, il n'y a pas d'épanchement dans l'articulation.

Le 18, le genou est un peu déformé; en colligeant le liquide nous sentons de la fluctuation. Appareil plâtré.

Le 19, l'épanchement est plus abondant. Nous le retrouvons le 25, le 29 avril, le 7 mai.

Le 12 mai, il n'existe plus.

Le 19, on enlève l'appareil et l'on découvre un chevauchement prononcé des fragments; le supérieur se porte en dedans et en bas, faisant une grande saillie au niveau du bord postérieur de la face interne du tibia; le fragment inférieur se porte très-obliquement en haut et en dehors. Le cal est volumineux; on constate un raccourcissement de 2 centimètres.

Le 20, l'épanchement reparaît.

Le 21, la fluctuation et le choc rotulien sont facilement perçus.

Le 3 juin, l'épanchement persiste. L'enfant nous raconte qu'il se lève quelques instants tous les matins depuis 5 ou 6 jours. C'est ce qui nous explique la persistance de l'hydarthrose fonctionnelle.

Des signes qui font reconnaître l'épanchement.

L'articulation du genou est celle qui offre les conditions les plus favorables à l'exploration. En outre, dans la première partie du traitement, la peau ne change pas de couleur ni de consistance; les tissus sous-jacents ne présentent pas d'œdème ni d'empâtement. Cette circonstance enlève au diagnostic de l'hydarthrose toute difficulté sérieuse. Les signes qui révèlent son existence sont de deux ordres : physiques et fonctionnels.

Signes physiques. — La déformation est le premier symptôme qu'on observe ; elle revêt ici des caractères spéciaux, en rapport avec la structure anatomique de l'articulation. Le genou devient arrondi ; les dépressions qui se trouvent, à l'état normal, de chaque côté de la rotule, disparaissent et sont remplacées par des saillies ; le cul-de-sac supérieur de la synoviale est rempli de liquide et forme, sur les bords du tendon du muscle droit antérieur, deux bosselures plus ou moins considérables, dont l'interne s'élève plus haut que l'externe. Le tendon rotulien est lui-même soulevé et contribue à donner au genou un aspect caractéristique.

L'augmentation de volume est évidente à première vue ; on peut l'établir exactement par la mensuration comparative du côté malade et du côté sain. Malheureusement cette recherche n'est pas toujours possible ; les dimensions que nous avons obtenues accusent des différences assez grandes. Nous dirons plus loin quelles en sont les causes.

Comme dans l'hydarthrose ordinaire, si l'on abandonne le membre sur un coussin, il se place dans la demi-flexion. MM. J. Guérin et Bonnet (de Lyon), ont donné l'explication de ce fait : le premier (1), en démontrant que c'est dans la demi-flexion que la synoviale admet le plus de liquide ; le second (2), en ramenant le membre à cette position par des injections

(1) Mémoire sur l'intervention de la pression atmosphérique dans le mécanisme des exhalations séreuses, lu à l'Académie des sciences, le 30 janvier 1840.

(2) Maladies des articulations. T. I, p. 50, 1845.

forcées. Ce déplacement angulaire, joint au poids du pied, entraîne un déplacement suivant la circonférence : le genou est porté en dehors. S'il fallait en croire M. Hennequin, ces signes ne seraient jamais observés ; le membre, d'après lui, conforme toujours ses positions aux conditions statiques qui l'entourent. Nous ne pouvons pas accepter une assertion si absolue ; car il nous est arrivé souvent de constater les déplacements dont nous parlons. M. Berger affirme aussi leur existence. Pour qu'ils se produisent, il faut que le liquide soit en quantité suffisante et que le membre puisse se mouvoir librement sur un coussin.

Nous arrivons aux signes les plus importants : la fluctuation et le choc rotulien. Ils ne font jamais défaut ; mais pour les percevoir certaines précautions sont indispensables. C'est ainsi qu'il faut rechercher la fluctuation au niveau du cul-de-sac supérieur et des culs-de-sac latéraux de la synoviale et placer le membre dans l'extension, afin de relâcher le muscle droit antérieur et de rendre à la rotule toute sa mobilité. Quand l'épanchement est abondant, il n'y a pas d'autre précaution à prendre ; il n'en est pas de même dans les épanchements médiocres : alors il est nécessaire d'embrasser le membre au-dessus et au-dessous de l'articulation et de colliger tout le liquide qu'elle renferme en un point limité, au-dessous de la rotule ; on presse ensuite sur cet os avec l'index de la main droite qu'on maintient en place, et l'on produit très-facilement le choc et la fluctuation. Par ces moyens on reconnaît la présence d'une minime quantité de liquide. On n'obtiendrait pas la même précision dans le diagnostic si le membre restait fléchi ; la rotule serait immobile, appliquée sur l'espace intercondylien de l'extrémité inférieure du fémur, le ligament rotulien serait tendu et l'on ne pourrait plus avoir ni choc ni fluctuation générale.

Signes fonctionnels. — Au début, ils se réduisent à peu de chose : l'état de la fracture et les nécessités du traitement rendent leur recherche difficile. Après la consolidation, lorsque cet examen est devenu possible, on observe le plus souvent de la gêne articulaire ou de la mobilité latérale. Ces désordres qui présentent des degrés variables suivant les sujets, l'âge et les moyens de contention employés, seront étudiés plus loin.

Le symptôme douleur, rare chez l'enfant, presque constant chez l'adulte et le vieillard, ne saurait nous arrêter ici; il est inutile au diagnostic de l'épanchement.

DÉBUT.

L'hydarthrose est le premier phénomène qui traduise, après l'accident, l'arthropathie du genou ; elle offre dans son début et son développement des différences nombreuses, en rapport avec le siége de la fracture, avec les causes qui l'ont produite et les lésions anatomiques qui la compliquent. Si l'on compare les observations citées par les auteurs, on voit qu'il faut aussi tenir compte de l'âge, et peut-être de l'état général.

Ce qui frappe d'abord, c'est la relation qui existe entre le siége de la fracture et l'apparition de l'épanchement. Celui-ci a été noté le premier jour dans les fractures du tiers supérieur de la cuisse (obs. IV, VII, VIII; dans l'observation IV, nous avons trouvé la fluctuation une demi-heure après l'accident); le second jour dans celles du tiers moyen (III, V, VI); le troisième dans celle du tiers supérieur (obs. I) : une seule fois nous l'avons vu se produire le troisième jour (obs. II) dans une fracture du tiers moyen. Toutes nos observations ont été prises sur des enfants; chez l'adulte les signes de l'hydarthrose se montrent à peu près au même moment. On trouvera dans la thèse de M. Berger des détails très-intéressants sur ce sujet; on y verra des exemples de fractures du col, si rares dans le jeune âge; elles n'ont présenté la complication du genou que plusieurs jours, quelquefois plusieurs semaines, après la chute.

Cette influence du siége est applicable aux fractures de jambe; mais elle n'est pas aussi manifeste, et il y a un retard sensible dans la production de l'épanchement. Nous l'avons constaté le second jour, dans la fracture du tiers supérieur (obs. XIV), le troisième, le quatrième et le cinquième jour, dans celles du tiers moyen et du tiers inférieur (obs. XI, XII, XIII).

La cause qui amène la rupture de l'os peut aussi avancer ou reculer la formation de l'hydarthrose. Pour s'en convaincre, il n'y a qu'à jeter les yeux sur les observations IX et X; on voit là deux fractures simples du tibia qui présentent l'affection du genou, l'une dix-huit heures, l'autre deux jours seulement après la chute; les fractures complètes qui les suivent et qui ont le même siége, ne produisent le même effet sur l'articulation que les quatrième et cinquième jours. On ne peut expliquer ces différences que par les causes différentes des fractures; et, en effet, si nous examinons attentivement les deux observations que nous avons rappelées, nous trouvons que la solution de continuité est le résultat d'un mécanisme indirect. Nous croyons que ce mécanisme expose à l'entorse (elle n'était pas douteuse dans l'observation X) et impressionne vivement la synoviale.

Lorsque les parties molles sont contuses, il arrive souvent que l'hydarthrose se développe plus vite. Mais ici nous devons faire une distinction importante : la contusion n'agit sur le genou que par son voisinage; quand elle est à une certaine distance, quand le sang extravasé ne peut pas arriver jusqu'à la synoviale, la précocité de l'épanchement doit être attribuée aux lésions articulaires concomitantes. Ce qui nous confirme dans cette opinion, c'est un phénomène qu'avaient observé MM. Marjolin et Coulon. Ils avaient remarqué que dans les fractures du fémur, éloignées de l'extrémité inférieure, le traumatisme des parties molles n'entraînait pas toujours un épanchement rapide. Cela est vrai surtout pour les fractures de jambe : l'observation XIII nous en fournit une preuve; malgré les lésions de la peau et des muscles, nous avons attendu la fluctuation jusqu'au cinquième jour.

L'abondance de l'épanchement varie beaucoup. Dans les cas où il nous a été permis de prendre des mesures précises, l'augmentation de volume du côté malade était de 1 centimètre et demi à 3 centimètres pour les fractures de jambe, et de 2 à 4 centimètres pour celles de cuisse. On peut dire, en général, que la quantité de liquide est en raison directe de la rapidité du début.

Cette règle, comme le démontre notre observation IV, souffre quelques exceptions. Parmi les autres conditions qui influent sur l'abondance de l'épanchement, nous signalerons le sang infiltré dans le foyer de la fracture et l'âge du sujet. — Chez les enfants de deux à trois ans, le volume ne peut atteindre que des limites médiocres ; mais au-dessus de trois ans, il est ordinaire de constater une augmentation de 3 à 4 centimètres, sensiblement égale à celle de l'adulte.

D'après M. Alison, le rachitisme et la nécrose du fémur auraient une action heureuse sur l'arthropathie du genou.

La douleur manque presque toujours dans le jeune âge ; nous ne l'avons trouvée qu'une fois, et elle était sous la dépendance d'une entorse. Plus tard les ligaments deviennent inextensibles ; les tiraillements qu'ils subissent sous la pression du liquide constituent une nouvelle cause de douleur. Elle fait rarement défaut.

Quelle est la fréquence de l'hydarthrose ? Depuis que l'attention est dirigée de ce côté, on la regarde comme une complication presque obligée des fractures de cuisse. M. Alison l'a rencontrée vingt-neuf fois sur trente malades : M. Berger dit qu'elle est constante. Telle n'est pas l'opinion de M. Hennequin ; dans son ouvrage où il analyse quarante-quatre observations, on en trouve quatorze sans épanchement ; la proportion des faits négatifs serait assez grande. M. Berger la conteste et ses objections nous paraissent fondées. M. Hennequin, en effet, pratique l'extension sur le membre demi-fléchi; et le premier résultat de cette manœuvre est de supprimer le choc rotulien et la fluctuation générale. Dans ces conditions, si l'épanchement n'est pas abondant, il est difficile de le percevoir; nous en avons fait l'expérience plusieurs fois. Ajoutons que M. Hennequin ne voyait les malades qu'à une époque éloignée de l'accident, du quinzième au vingtième jour, c'est-à-dire à un moment où le liquide était en voie de résorption; qu'il observait l'hydarthrose fonctionnelle que nous considérons comme une conséquence des lésions laissées sur la synoviale par l'hydarthrose primitive, et nous aurons des raisons suffisantes pour nous inspirer des doutes sur la portée de son diagnostic. Aussi nous nous associons volontiers aux conclusions de M. Berger. Nous devons toutefois faire quelques réserves pour les enfants de deux à trois ans; nous en avons vu plusieurs chez lesquels l'épanchement n'existait pas. On trouverait peut-être l'explication de cette différence dans les petites dimensions de la synoviale, dans les causes générales des fractures, si faciles à produire, à cet âge, dans l'état anatomique des os, dans l'abondance du tissu adipeux, etc.

L'hydarthrose du genou est-elle aussi fréquente à la suite des fractures de jambe? Le nombre restreint de nos observations ne nous permet pas d'être affirmatif; puis, les faits que nous avons examinés concernent tous de jeunes sujets, et nous ne savons pas si l'on peut transporter à l'adulte ce qui semble acquis pour l'enfant. Nous serons donc prudent et nous dirons que les six malades que nous avons étudiés à ce point de vue ont tous présenté dans le genou des signes non équivoques de la présence du liquide.

MARCHE. DURÉE.

I. L'épanchement augmente deux ou trois jours, reste ensuite stationnaire pendant un temps variable ; il finit par diminuer, et généralement, quand la consolidation touche à sa fin, il n'en reste plus trace. La marche n'est pas toujours aussi régulière ; diverses circonstances, et surtout les moyens de contention employés, peuvent non-seulement empêcher la résorption, mais encore augmenter la quantité de liquide. Nous allons passer en revue les principales causes de ces modifications.

La part la plus grande, dans cet ordre d'idées, revient aux appareils. S'ils placent le membre dans une position convenable, s'ils exercent sur le genou une compression régulière, ils préviennent le plus souvent les effets tardifs de l'arthrite et hâtent la résolution; lorsqu'ils sont mal conçus ou mal appliqués, ils aggravent l'état de la jointure. C'est ici que viennent se placer les épanchements accidentels. Ils peuvent être produits de bien des manières; mais leur cause habituelle est une constriction trop forte, faite au-dessus du genou. L'observation IV nous offre un exemple de la réelle influence de ce mécanisme ; une compression exagérée au-dessus de l'articulation tibio-tarsienne avait déterminé dans cette jointure un épanchement assez abondant. Nous comparons cette action à celle de la *phlegmatia alba dolens* qui arrête la circulation dans les veines articulaires et a pour conséquence une collection de liquide dans la synoviale, comme l'ont démontré MM. Ory (*La France médicale* 2 mars 1878) et Maurice Letulle (Société clinique de Paris, séance du 14 février 1878). M. Ory a même remarqué que cette hydarthrose pouvait persister longtemps après le rétablissement du cours sanguin dans les veines : « cette persistance, dit-il, prouve que la stase du sang dans les veines articulaires, ayant déterminé une sorte de transsudation de la partie liquide du sang à travers la synoviale, ce liquide détermine à son tour par sa présence une irritation plus ou moins intense des parois articulaires et entraîne à sa suite une lésion persistante d'une certaine gravité. »

Les moyens de contention peuvent amener les mêmes résultats ; ils peuvent reproduire l'hydarthrose ou prolonger sa marche au grand détriment des malades.

Lorsqu'on enlève l'appareil avant la résorption totale du liquide, celui-ci subit un accroissement momentané. L'observation XX de la thèse de M. Berger, notre observation III, le prouvent amplement. Mais n'y a-t-il là qu'un phénomène purement mécanique? Nous ne le pensons pas ; il nous paraît plus rationnel d'attribuer la plus grande partie de cette augmentation de volume au mécanisme que nous invoquerons pour expliquer l'hydarthrose fonctionnelle. Celle-ci, en d'autres termes, vient s'ajouter à l'épanchement primitif.

Nous ne savons pas quelle est l'influence de l'état

général sur la marche de l'affection du genou; nous pouvons dire seulement que les causes qui retardent la consolidation semblent retarder en même temps la résorption du liquide.

II. — D'après ce qui précède, il est facile de voir qu'on ne peut pas assigner à la durée des accidents qui nous occupent une date fixe. Voici les résultats qui se dégagent de nos observations : les grands épanchements consécutifs aux fractures du fémur disparaissent, si rien ne vient modifier leur évolution, dans l'espace de trente à cinquante jours ; les petits épanchements, ceux qui accompagnent les fractures de jambe et quelques fractures de cuisse, se résorbent beaucoup plus vite; ils disparaissent du quinzième au trentième jour.

TERMINAISONS.

Lorsque le membre commence à reprendre l'usage de ses mouvements, des symptômes nouveaux se montrent du côté du genou ; ce sont : les gênes articulaires, la mobilité latérale, l'hydarthrose fonctionnelle et cet état des parties voisines, qu'on désigne sous le nom d'engorgement.

a. La gêne articulaire, rare après les fractures de jambe, est si fréquente à la suite des fractures de cuisse, chez l'adulte et le vieillard, que Malgaigne, un des hommes les plus compétents en cette matière, regardait la guérison comme exceptionnelle, si on entendait par ce mot le retour du membre à sa fonction normale. On conçoit que tous les chirurgiens aient cherché la cause de cette complication, afin d'en prévenir les effets. Mais s'il existe parmi eux un certain accord sur les moyens à employer, on ne retrouve plus cet accord dans leurs interprétations. Ainsi, J.-L. Petit admet un épaississement de la synovie, ou, si l'os est brisé près de ses extrémités, un épanchement de cal, soit à l'extérieur, soit à l'intérieur de la jointure; Duverney tient compte de la roideur et de la rétraction des ligaments et des muscles; Boyer croit que sous l'influence de l'immobilité la sécrétion de la synovie diminue, que les muscles et les ligaments deviennent plus roides, et que bientôt, une légère inflammation s'ajoutant à cet état, produit entre les surfaces articulaires des adhérences qu'il compare à celles des séreuses; M. Teissier rapporte à l'immobilité tous les accidents articulaires; d'après Malgaigne, pour rendre cette cause efficace, il faut y joindre l'extension; celle-ci détermine la compression des cartilages et une inflammation adhésive.

L'immobilité, la rétraction des ligaments et des muscles, l'inflammation sont surtout incriminées. Pour nous, nous acceptons sans restriction la théorie qui fait jouer à l'hydarthrose et à l'arthrite subaiguë le rôle principal. Nous ne croyons pas, en effet, que l'immobilité seule puisse produire des lésions sérieuses; dans les faits de Kunhnholtz et de Cruveilhier l'articulation temporo-maxillaire était immobilisée depuis soixante et quatre-vingt-trois ans; et cependant les altérations signalées par les partisans de cette opinion faisaient défaut; elles manquaient également dans l'articulation coxo-fémorale dont parle Malgaigne. D'ailleurs, le genou n'est pas seul immobilisé par l'appareil ; les autres jointures, celles qui ne sont pas en rapport avec l'os fracturé, ont aussi leurs mouvements supprimés ; et leur fonction est le plus souvent intacte à la fin du traitement. Il faut donc, en dehors de l'immobilité, admettre d'autres causes.

Le raccourcissement subi par les muscles, les ligaments et les aponévroses ne repose pas sur des fondements plus solides. M. Hennequin explique par cette rétraction, dont il fait l'apanage de l'âge mûr et de la vieillesse, les différences qu'on observe chez l'enfant et chez l'adulte. Mais il explique moins bien les deux résultats opposés qui seraient ainsi produits par la même cause : le raccourcissement qu'il affirme sans preuves, et l'allongement mis hors de doute par la mobilité anormale. Il ne dit pas pourquoi la gêne est rare quand le membre est traité par la demi-flexion, et fréquente quand on le maintient dans l'extension ; c'est le contraire qui aurait lieu si sa théorie était vraie, car la demi-flexion se prête admirablement à la rétraction des ligaments postérieurs et latéraux, des ligaments croisés et des muscles de la région postérieure de la cuisse, tandis que dans l'extension le ligament rotulien (et il est soulevé par le liquide pendant une grande partie du traitement) et le triceps fémoral sont seuls relâchés.

L'arthrite seule (nous en verrons plus loin l'origine) rend compte de tous les faits observés. Cette opinion trouve encore dans l'étude anatomique un appui sérieux.

On a rarement l'occasion d'examiner à l'autopsie l'état d'une articulation qui a été le siége d'un épanchement chronique. Pour ce motif, les notions qu'on doit sur ce sujet à Blandin, à Dupuytren, à Bonnet et à M. Richet sont précieuses. D'après ces auteurs, la synoviale dans l'hydarthrose est rouge, gonflée, vascularisée, particulièrement au niveau des replis qu'elle forme ; souvent même elle présente sur sa face interne des fausses membranes qui flottent dans le liquide ou établissent des adhérences entre divers points de l'articulation. En somme, on voit là des lésions qui appartiennent à une inflammation à marche lente.

Cette inflammation se retrouve dans l'hydarthrose consécutive aux fractures; dans l'observation de M. Lannelongue, elle existait au cinquième jour de l'accident. Bien que sa durée soit plus courte que celle de l'hydarthrose ordinaire, elle doit amener les mêmes lésions, c'est-à-dire la vascularisation, l'épaississement de la synoviale, dont on sent le relief sous la peau vers le cul-de-sac supérieur, et la formation de fausses membranes. Elles suffisent pour rendre compte des gênes et des raideurs qui suivent la résorption du liquide.

Ces connaissances apportent de grandes lumières à l'étude des phénomènes dont nous avons été témoin ; elles nous font comprendre les différences relatives à l'âge et à la position du membre. Chez l'enfant, les ligaments n'ont pas encore perdu leur extensibilité; ils cèdent sous la pression du liquide ; la synoviale se distend et les extrémités osseuses s'éloignent : les fausses membranes flottent au milieu de l'épanchement, et si, par hasard, elles arrivent à former des adhérences, elles seront lâches : lorsque les surfaces articulaires reviendront au contact, elles pourront librement jouer l'une sur l'autre ; il n'y aura qu'une gêne insignifiante et passagère. Dans l'âge adulte et la vieillesse, les accidents ne suivent pas la même marche ; les ligaments sont inextensibles, et si le membre est laissé dans la rectitude normale, il se forme des adhérences entre les parties opposées qui se touchent. Ces adhérences après la consolidation seront tiraillées par le moindre mouvement ; elles pourront même, sous l'influence combinée de l'extension et de l'immobilité prolongée, devenir l'origine d'une ankylose. Pour éviter ces effets funestes de l'arthrite, on place le membre dans la demi-flexion ; la capacité de l'articulation est alors augmentée et l'adulte est admis au bénéfice des conditions à peu près identiques qui se trouvent toujours réalisées dans l'enfance.

Nous n'insisterons pas davantage sur cette pathogénie de la gêne articulaire ; nous ferons remarquer seulement qu'elle a pour elle l'observation et qu'elle donne une explication satisfaisante de tous les phénomènes consécutifs au traitement des fractures. Toutefois, si nous accordons une grande importance à l'arthrite et à ses lésions, nous devons dire qu'elles ne sont pas l'unique cause des troubles fonctionnels ; l'atrophie musculaire, l'allongement des ligaments, les adhérences des muscles au cal (1), et quelquefois des déformations

(1) Chassaignac, in Bull. de la Soc. anatomique, 1835.

inévitables (1), ont une influence secondaire, mais certaine.

b. La mobilité latérale, à l'inverse de l'accident que nous venons d'etudier, est très-fréquente dans le jeune âge et rare plus tard. Nous en avons donné la raison lorsque nous avons dit que les ligaments de l'enfant se laissaient distendre ; il en résulte un allongement exagéré qui permet des mouvements anormaux. Cette complication n'est pas grave ; les ligaments reprennent vite leurs dimensions premières, et le malade ne tarde pas à marcher avec assurance.

c. Malgaigne avait vu que le genou, à la fin du traitement des fractures de cuisse, se remplissait de liquide lorsqu'on rendait au membre sa fonction. MM. Alison et Berger ont passé ce détail sous silence ; M. Hennequin l'a repris et a désigné cet état nouveau sous le nom d'hydarthrose fonctionnelle. Il nous semble qu'il n'a pas toujours distingué cette hydarthrose tardive de celle du début. Nous en avons pour preuve la facilité avec laquelle il la constatait ; un seul mouvement, un changement de position la mettaient en évidence. Nous n'avons jamais observé une apparition si rapide et si facile du liquide ; le malade de l'observation IV était débarrassé de son appareil depuis vingt jours, et malgré les changements de position et les mouvements limités du membre, il n'avait pas encore d'épanchement ; celui de l'observation II, qui se rapprochait sous le rapport de la gêne des conditions de l'adulte, n'a

(1) Articles de M. Gosselin, sur l'irréductibilité et les déformations consécutives aux fractures des os longs. Gaz. hebd. T. I, n°s 9-11, 1859, et thèse de M. Lejeune. Paris, 1859.

présenté cet état qu'après avoir pendant vingt-quatre heures essayé de fléchir la jambe. Aussi, nous sommes persuadé que M. Hennequin, par les manœuvres dont il parle, rendait perceptibles les signes de l'hydarthrose primitive, dissimulée par l'extension et la demi-flexion et qu'il confondait souvent deux choses distinctes.

On trouve dans le développement, la durée et les terminaisons de l'hydarthrose fonctionnelle de grandes différences qui nous paraissent en rapport constant avec l'étendue des mouvements et les lésions articulaires. Dans le plus grand nombre des cas, elle comprend deux épanchements successifs. Le premier se montre vingt-quatre ou quarante-huit heures après la levée de l'appareil et reconnaît pour cause les mouvements exécutés dans le lit. Si le malade ne marche pas, le genou semble prendre l'habitude de cet exercice et la résolution se fait; dès le quatrième ou cinquième jour il n'y a plus de fluctuation. Nous devons ajouter que cet épanchement existe après les fractures de jambe comme après les fractures de cuisse et que la flexion du membre en est la condition nécessaire : s'il arrive par hasard, que le jeu de l'articulation soit entravé, comme dans notre observation IV, les mouvements pourront être insuffisants, et la production du liquide sera retardée pour un temps indéterminé.

Lorsque le malade quitte le lit, la fluctuation et le choc rotulien reparaissent; d'abord peu manifestes, ils deviennent de plus en plus évidents à mesure que le membre exécute des mouvements plus étendus. Cet épanchement n'est pas toujours séparé du précédent, dont il n'es que l'exagération. Sa durée ne dépasse pas dix ou douze jours.

Ce que nous venons de dire est vrai pour les enfants qui n'ont qu'une gêne très-légère. Chez l'adulte les lésions laissées par l'arthrite sur la synoviale sont plus sérieuses; l'hydarthrose prend un développement plus grand et sa durée est beaucoup plus longue. Le malade qui fait l'objet de l'observation II nous fournit à cet égard quelques renseignements qui ne manquent pas d'intérêt. La gêne et l'empâtement péri-articulaire étaient chez lui très-marqués; l'épanchement qui s'est produit peu de temps après la levée de l'appareil n'a eu qu'une courte durée tandis que celui de la marche était encore abondant, quand l'enfant quittait l'hôpital. L'hydarthrose fonctionnelle, consécutive aux fractures de cuisse, dans l'âge adulte et la vieillesse, présente les mêmes caractères : elle persiste jusqu'à ce que la flexion du membre n'exerce plus de tiraillements sur les fausses membranes. Sa durée est moins longue après les fractures de jambe; on le conçoit sans peine puisqu'il ne reste dans l'articulation que des lésions peu étendues.

Nous avons dans ces faits l'explication des résultats contradictoires, en apparence, observés par MM. Alison et Berger. Les malades du premier sortaient de l'hôpital sans épanchement, parce que la résolution avait été rapide dans leur jeune articulation presque intacte; ceux du second avaient du liquide dans le genou, parce que les fausses membranes n'étaient pas encore assez lâches, parce qu'elles étaient tiraillées par les mouvements et s'opposaient à la résolution.

Si nous cherchons la raison qui faisait considérer par M. Delthil l'hydarthrose comme une « complication toujours fâcheuse, » nous la découvrons facilement. Interne à l'hôpital de Vincennes, il ne recevait les malades qu'à un moment éloigné de la consolidation. Alors il ne trouvait plus d'hydarthrose, ou bien, ainsi que nous l'avons indiqué plus haut, il la voyait coïncider avec une gêne inquiétante, et il établissait entre ces deux phénomènes un rapport de cause à effet.

d. Nous ne nous étendrons pas sur cette tuméfaction, cet empâtement diffus des parties molles périarticulaires que les auteurs désignent sous le nom d'engorgement. Il est peu marqué et de courte durée chez l'enfant; les malades que nous avons observés ne le présentaient plus à leur sortie de l'hôpital. Celui, dont nous racontons l'histoire dans l'observation II, fait seul exception à la règle; cela n'a pas lieu de nous surprendre, car chez lui l'arthrite avait été assez violente, et nous savons que l'engorgement est proportionné à la violence de l'arthrite.

CAUSES ET MÉCANISMES DES EPANCHEMENTS.

Les auteurs sont loin d'être d'accord sur les causes et les mécanismes des épanchements. Nous allons passer en revue toutes les opinions émises et tâcher de mettre en lumière celles qui méritent, suivant nous, d'être acceptées. Comme nous l'avons dit au commencement de notre travail, et comme nous avons essayé de le démontrer en suivant l'arthropathie du genou dans sa marche et ses terminaisons, il existe plusieurs classes d'épanchement qu'on ne saurait embrasser dans une même description et moins encore expliquer par les mêmes causes. Aussi nous occuperons-nous successivement des hydarthroses, primitive, fonctionnelle et accidentelle.

a. Hydarthrose primitive.— Elle précède souvent l'application de tout pansement, de tout appareil; elle survient sans contusion apparente et sans communication de la fracture avec l'articulation, à un moment plus ou moins rapproché de la chute et variant de quelques instants à quatre ou cinq jours. Son étiologie est complexe; il faut chercher dans des causes multiples la raison de son développement.

Nous croyons en trouver un commencement de preuve dans les nombreuses théories qui ont été proposées et dont certaines ont été défendues avec beaucoup d'ardeur.

1° *Immobilité.* M. Teissier lui attribue toutes les lésions articulaires consécutives aux fractures. Nous avons dit ce que nous en pensions : nous rapportons à l'hydarthrose ce que M. Teissier rapporte à l'immobilité. Celle-ci, cependant, a sur la sécrétion de la synoviale une influence que nous nous garderons bien de nier. J. L. Petit (maladies des os, t. I, p. 357) avait remarqué que le repos excessif accumulait la synovie dans l'articulation ; Frerichs et Virchow (Frey, p. 186) ont mis en évidence ce fait dont M. J. Guérin avait donné une explication très-ingénieuse dans son Mémoire sur l'intervention de la pression atmosphérique dans le mécanisme des exhalations séreuses. Dans certains mouvements, il se produit, d'après lui, au sein des jointures, une tendance au vide, d'où résulte un effort de succion qui provoque la sortie des fluides; l'immobilité empêchant cet effort de succion amène l'engorgement des parties voisines et ensuite l'épanchement de sérosité et de sang, l'érosion des cartilages, la formation des pseudo-membranes, l'ankylose. Cette théorie est séduisante, mais elle n'est point applicable aux épanchements qui nous occupent et dont le début est si rapide. D'autre part, si le repos absolu peut accumuler dans l'articulation une quantité anormale de liquide, il nous semble impossible qu'il puisse également produire une arthrite et des lésions graves surtout dans un espace de temps relativement court.

2° *Action de voisinage et hypersécrétion.* Malgaigne, le premier, a admis comme cause de l'épanchement un phénomène de voisinage ou l'action directe de l'engorgement péri-articulaire sur la synoviale. M. Berger accepte cette opinion; il croit que le sang extravasé dans le foyer de la fracture détermine, après être descendu jusqu'à la partie inférieure du fémur, une congestion, peut-être même une inflammation modérée de la synoviale. Ses expériences (15, 16, 17) confirment cette manière de voir; les liquides qu'il a injectés sous le triceps fémoral ont produit une hydarthrose et non pas une simple transsudation en arrivant au contact des culs-de-sac de la séreuse articulaire. On doit à ce mécanisme, dans beaucoup de fractures de cuisse, l'augmentation de l'épanchement et quelquefois sa production.

3° *Géne de la circulation.* Pour M. Alison, le mode pathogénique de l'épanchement du genou réside dans l'obstacle que la solution de continuité apporte à la circulation du sang dans les veines du périoste, de l'os, de la moelle et dans celles des têtes spongieuses. Cette explication repose sur des données anatomiques certaines; les veines du périoste, de l'os, de la moelle communiquent non-seulement entre elles, mais encore avec celles de la synoviale et de la partie du périoste qui pénètre dans l'articulation. Il y a un obstacle mécanique au retour du sang ; mais il doit être vite compensé par la circulation dans les veines articulaires, et, dans tous les cas, il ne saurait rendre compte des hydarthroses qui suivent les fractures de jambe. Aussi, la part que ce mécanisme peut revendiquer dans la production des épanchements doit être faible.

4° *Transsudation.* Nous avons exposé les faits nécroscopiques qui avaient conduit M. Gosselin à admettre le passage de la partie liquide du sang à travers la synoviale; les expériences de M. Berger ont confirmé cette opinion. M. Lannelongue a communiqué à la Société de chirurgie (séance du 2 janvier 1878) les résultats d'une autopsie qui paraît également démonstrative. Voici en peu de mots cette observation : elle est relative à une enfant âgée de 4 ans, morte après huit jours de traitement d'une fracture de cuisse au tiers supérieur; l'articulation examinée avec le plus grand soin ne présentait aucune trace de déchirure; le liquide qu'elle contenait était foncé, abondant et peu épais; l'examen microscopique y faisait découvrir des globules rouges du sang, les uns normaux, les autres déformés, des globules blancs et des cellules épithéliales altérées; la synoviale était épaissie et l'on apercevait sur sa face externe une couche sanguine prise en caillots noirs, lamellés. Cette observation, moins concluante au point de vue de l'origine de l'arthrite, est pour nous une preuve de la réalité du mécanisme invoqué par M. Gosselin ; non-seulement il y avait eu descente du sang épanché jusqu'à la séreuse, mais encore passage des globules sanguins à travers cette membrane.

Les objections qui ont été faites à cette théorie sont nombreuses; on a refusé aux séreuses en général la propriété de se laisser traverser par les liquides; on a cité un certain nombre de faits dans lesquels la transsudation, malgré toutes les circonstances favorables, n'avait pas eu lieu; enfin, on a dit que l'épanchement situé au voisinage de la fracture ne pouvait pas toujours arriver jusqu'au genou et qu'un grand nombre d'hydarthroses échappaient à l'influence de cette cause.

Et d'abord, les séreuses laissent-elles passer les liquides? Cela ne nous paraît pas douteux; en effet, Valentin a admis, il y a longtemps, que le sang dans l'hémothorax traversait la plèvre et produisait l'ecchymose lombaire; nous n'ignorons pas que Chaussier, Jobert (de Lamballe) et Malgaigne n'acceptaient pas cette explication; mais à leur autorité on pourrait opposer celle de Nélaton; d'un autre côté, il nous semble peu probable que Valentin ait toujours confondu une ecchymose développée primitivement dans les lombes avec une ecchymose qui se serait propagée de la plaie à cette région. Recklinghausen (Leçons de Cornil et Ranvier, 1872) a fait voir que du lait, des globules rouges du sang, des matières colorées pulvérulentes placées dans le péritoine et se trouvant en rapport avec la face inférieure du diaphragme, traversaient la séreuse au niveau des petits orifices laissés entre les cellules épithéliales. M. Ranvier a montré la communication de la face supérieure du diaphragme avec la grande cavité péritonéale. (Thèse de Renaut, 1874.) Ces faits que nous pouvons rapprocher des autopsies de MM. Gosselin et Lannelongue et des expériences de M. Berger, nous font considérer comme possible la transsudation des liquides à travers les séreuses.

MM. Verneuil et Alison citent des observations qui semblent conduire à des conclusions contraires. M. Verneuil (in bull. de la Société de chirurgie, 8 janvier 1878) a donné des soins à un malade qui avait eu dans la cuisse un épanchement sanguin considérable, consécutif à une rupture de l'artère fémorale; pendant cinq semaines, le sang était resté en contact avec la face externe de la synoviale, et, ainsi qu'il a été facile de s'en assurer après l'amputation du membre, il n'y avait pas d'hydarthrose ni de sang dans l'articulation. Il n'y en avait pas non plus dans le genou des malades dont M. Alison donne les observations dans sa thèse. Faut-il en conclure que la transsudation n'a jamais lieu? cela n'est pas possible; car des faits négatifs ne peuvent pas infirmer des faits certains et des expériences bien faites ; du reste, dans le cas de M. Alison et dans celui de M. Verneuil, le sang, mis presque immédiatement après sa sortie du vaisseau en contact avec la synoviale, n'a-t-il pas formé sur sa face externe des caillots qui ont empêché la transsudation? Nous ne voulons pas insister sur cette explication; mais nous ferons remarquer que dans les fractures ordinaires de cuisse cet obstacle n'existe pas; le sang épanché dans les parties voisines de la solution de continuité descend peu à peu, et c'est la partie liquide, entraînant quelques globules, qui vient la première s'offrir à la synoviale; rien ne s'oppose à son passage.

Il est certain que la théorie de M. Gosselin ne rend pas compte de toutes les hydarthroses. Il est bien facile de conduire jusqu'au genou l'épanchement sanguin qui occupe la partie inférieure ou la partie moyenne de la cuisse; mais nous ne voyons pas la voie qu'on pourrait lui faire prendre, lorsqu'il est situé dans la capsule fémorale ou à la partie intérieure du tibia. D'ailleurs, entre le foyer de la fracture et l'articulation, il n'y a pas le plus souvent la moindre ecchymose. Cette objection a une grande valeur; aussi, tout en acceptant la possibilité de la transsudation, nous reconnaissons qu'elle est loin d'être constante; elle n'existe, comme phénomène de début, que dans un nombre de faits très-restreint.

5° *Traumatisme indirect.* C'est l'opinion la plus récente; elle s'applique aux hydarthroses consécutives, soit aux fractures de jambe, soit aux fractures de cuisse. On comprend aisément la fréquence de ce mécanisme, lorsqu'on examine la configuration anatomique des extrémités osseuses qui forment l'articulation du genou.

On voit là un emboîtement très-imparfait des surfaces; les deux condyles du fémur glissent sur des facettes presque planes qu'ils touchent seulement par des points limités; la réception de l'épine du tibia dans l'échancrure intercondylienne ne constitue qu'un faible engrènement. La stabilité dans une articulation ainsi faite ne peut être maintenue que par une action incessante des ligaments; c'est sur eux que retentissent les chocs, les violences, les efforts musculaires; ils doivent être souvent tiraillés et quelquefois déchirés ou arrachés. La synoviale, qui tapisse leur face interne et trouve dans sa grande étendue une autre cause de dangers, reçoit tous les contre-coups de ces traumatismes; elle peut même être atteinte lorsque les ligaments ne le sont pas. Nous n'avons, pour nous faire une idée de ses lésions dans les fractures, qu'à nous rappeler la sensation pénible et même douloureuse que nous éprouvons lorsqu'on frappe sur un bâton que nous tenons par une de ses extrémités. La douleur est le résultat des vibrations que le choc a produites et qui viennent impressionner notre main. Une action analogue doit nécessairement se transmettre au genou lorsqu'un coup violent fracture le tibia ou le fémur : l'os est ébranlé et les petits mouvements qu'il subit amènent un froissement de la synoviale avec ou sans entorse. Dans les fractures musculaires les mêmes phénomènes ont lieu ; et lorsque la cause qui entraîne la solution de continuité est indirecte, on peut *à priori* considérer le traumatisme de la séreuse articulaire comme plus grave. C'est ce qu'on observe; dans les fractures par mécanisme indirect (Obs. IX, X) l'hydarthrose débute rapidement.

Avec cette théorie, l'influence du siége et des contusions des parties molles n'a plus rien qui puisse nous étonner. On conçoit, en effet, que la synoviale réagisse plus énergiquement lorsque le choc est porté dans son voisinage, et que sa lésion soit plus sérieuse, lorsqu'il a pu produire des désordres dans les parties molles.

Par le traumatisme indirect on ne peut guère se figurer l'action sur le genou des fractures par coup de feu; et cependant elles amènent dans un temps très-court un épanchement abondant. On trouverait la réponse à cette objection dans les altérations graves qui ont été constatées par Muron jusques dans les épiphyses des os; mais comme nous sommes peu disposé à admettre la constance de ces altérations, (elles seraient désolantes pour les chirurgiens), nous aimons mieux avouer que le traumatisme n'est pas la seule cause des hydarthroses.

On pourrait encore se baser sur l'absence si fréquente de la douleur pour rejeter cette théorie ou diminuer son importance. La douleur ne fait jamais défaut dans l'entorse; elle manque souvent dans les accidents qui nous occupent. Mais lorsqu'on ne la trouve pas, peut-on dire qu'il n'y a pas de traumatisme? Cette conclusion nous semble peu fondée, car si la douleur doit exister dans l'entorse, nous ne voyons pas pourquoi on la rencontrerait dans tous les cas de simple contusion ou de froissement de la synoviale, alors surtout qu'il n'est pas permis de faire exécuter au membre des mouvements.

Nous avons examiné les diverses théories en présence et indiqué ce qu'il y a, suivant nous, de fondé dans chacune d'elles, nous allons maintenant appliquer ces notions au développement des hydarthroses; à début rapide, à début tardif.

a. Dans les hydarthroses du premier et du second jour, nous faisons intervenir l'entorse, la contusion ou le froissement de la synoviale. La conséquence de cette lésion est une synovite avec hypersécrétion consécutive. Lorsque la fracture est située sur le fémur, à une petite distance du genou, la gêne de la circulation, l'œdème des parties voisines, peuvent avoir une influence sur la production hâtive de l'épanchement. Dans les cas où la fluctuation existe un quart d'heure (Rouge) ou demi-heure (Obs. IV) après l'accident, il est rationnel d'admettre une rupture vasculaire. On pourra s'en assurer en recherchant la crépitation que donnent les caillots sanguins. — A une date plus ou moins éloignée du début, lorsque le sang infiltré dans les muscles et leurs interstices est venu se mettre en contact avec la synoviale, il exerce sur cette membrane une action défavorable et sa sérosité passe en partie dans le genou.

Parmi toutes ces causes, il n'y en a qu'une qui agisse dans la plupart des fractures de jambe; c'est le traumatisme indirect. Aussi l'épanchement est en général moins abondant.

b. Dans l'hydarthrose du troisième et du quatrième jour, les lésions de la synoviale doivent être légères et il faut, dans les fractures de cuisse, tenir en grande considération le mécanisme proposé par M. Gosselin.

Il y a, selon nous, une catégorie de faits qui échappe à toutes ces conditions génératrices, nous voulons parler des épanchements consécutifs aux solutions de continuité du tibia et qui surviennent au quatrième ou au cinquième jour. Doit-on admettre ici une inflammation qui se propagerait le long du périoste ou de la moelle? Nous accepterions volontiers l'idée d'une communication profonde entre le foyer de la fracture et la cavité articulaire. On sait que les synoviales sont percées de fentes lymphatiques; on sait aussi qu'elles ne possèdent pas un revêtement épithélial continu et que, dans les parties qui en sont dépourvues, leur cavité est en rapport immédiat avec les lymphatiques voisins; mais rien de semblable n'a été découvert dans les os, et si la voie de communication existe, elle doit leur être extérieure. Sans insister sur cette hypothèse, nous nous permettrons de rapporter des faits qui semblent lui prêter quelque appui; il nous est arrivé plusieurs fois, dans les tumeurs blanches du genou ou après les fractures de jambe, de constater, au fond du creux poplité, des ganglions manifestement engorgés; nous en avons également rencontré dans la profondeur de la fosse iliaque, et dans ces cas, le fémur était brisé, ou les malades avaient une coxalgie. Si les synoviales ont de tels rapports avec les lymphatiques, si les lésions osseuses ont une action sur les ganglions péri-articulaires, cette action doit atteindre en même temps les séreuses qui leur sont contiguës.

Après avoir fait intervenir le traumatisme indirect comme cause de beaucoup la plus fréquente des épanchements, nous avons à peine besoin de dire que, pour nous, l'arthrite est l'accident primitif et que l'épanchement en est la conséquence. Dans les cas très-rares ou l'articulation est intacte lorsque la transsudation se fait, nous admettons l'opinion de M. Berger ; alors seulement l'arthrite est secondaire et reconnaît pour cause la présence dans l'articulation du liquide séro-sanguinolent venu du dehors.

Quelle est l'importance diagnostique de cette complication? Le médecin se trouve quelquefois en présence de malades pusillanimes qui ne se prêtent pas à l'examen; d'autres fois, dans les fractures sans déplacement et avec conservation du périoste (obs. IX, X), dans celles du col du fémur, il est difficile de découvrir les signes ordinaires des solutions de continuité des os; dans ces circonstances, l'hydarthrose rend de grands services. Mais on abuserait singulièrement de ce symptôme, si on lui accordait toujours une valeur absolue; il ne conduit sûrement au diagnostic que lorsqu'on ne trouve pas sa cause, soit dans une action directe sur le genou, soit dans une lésion de voisinage ou une transsudation indépendante de la fracture.

b. HYDARTHROSE FONCTIONNELLE. — Les auteurs qui l'ont signalée professent sur sa pathogénie des opinions divergentes. Nous allons en donner une courte analyse.

Il faut d'abord mettre de côté l'influence de l'immobilité seule : l'hydarthrose fonctionnelle marque sa fin et le retour des mouvements.

Volkmann suppose que lorsque la fonction d'une jointure reste longtemps suspendue, la synoviale et les ligaments subissent un raccourcissement notable; il en résulte, si on rétablit le jeu de l'articulation, des tiraillements, une sorte d'entorse et une hypersécrétion de liquide. Cette explication est très-simple; mais il est difficile de l'appliquer à l'arthropathie du genou, qui fait l'objet de notre étude. L'observation démontre, en effet, que les ligaments, au lieu d'être raccourcis, sont souvent allongés et c'est ce qui détermine la mobilité anormale ; que la position la plus favorable au raccourcissement est celle qui a pour suite un épanchement peu abondant : enfin, on comprend difficilement qu'une distension de la synoviale puisse avoir pour effet une diminution dans son étendue.

Reyher, de Dorpat, (Deutsche Zeitschrift für Chirurgie III, n°s 3 et 4, p. 189-255, 10 novembre 1873) a essayé par des expériences de bien fixer la part de l'immobilité dans la production de l'hydarthrose. Il a trouvé une sécrétion séro-sanguinolente dans les articulations qu'il faisait mouvoir après les avoir soumises à un mois de repos; lorsqu'il interrompait l'immobilité pendant quelques instants et qu'il la continuait de nouveau jusqu'à la fin du quatrième mois, les lésions étaient assez graves. Nous ne savons pas jusqu'à quel point on peut assimiler ces résultats à ceux que nous avons observés. Sans doute, il est possible que les mouvements amènent une accumulation de sérosité dans une articulation saine qu'on condamne au repos, mais cette influence doit être très-bornée ; car chez les enfants qui n'avaient pas eu l'épanchement du début, l'examen le plus attentif ne nous a pas fait découvrir une fluctuation appréciable après la levée de l'appareil. Du reste, si l'exercice précédé d'un repos prolongé était la seule cause des hydarthroses fonctionnelles, les variétés sans nombre qu'on observe et qui n'ont aucun rapport avec la durée du traitement deviendraient inexplicables.

Toutes ces variétés, au contraire, trouvent leur raison d'être dans les altérations que l'arthrite subaiguë laisse sur la synoviale. Lorsque celle-ci est couverte de fausses membranes établissant des adhérences entre des parties opposées des surfaces articulaires, le moindre mouvement les tiraille et les ramène à un état inflammatoire qui avait disparu, ou qui était en voie de résolution ; si, au lieu de fausses membranes il n'y a qu'un simple épaississement, une vascularisation limitée de la séreuse, la flexion du membre est possible, mais les frottements qui l'accompagnent occasionnent une congestion avec production plus ou moins abondante de liquide. En reprenant l'habitude de sa fonction, la jointure se débarrasse des produits inflammatoires ; les fausses membranes, si leur solidité n'est pas trop grande, s'allongent et permettent de plus en plus le jeu des surfaces articulaires ; il arrive un moment où toute gêne disparaît. La résorption ne tarde plus à se faire.

Cette manière de comprendre l'hydarthrose fonctionnelle nous permet d'interpréter avec la plus grande facilité tout ce qui se rattache à cette question. Elle nous fait voir pourquoi l'épanchement est passager chez les enfants et peut se reproduire plusieurs fois avant le retour du membre à l'intégrité de ses mouvements ; pourquoi sa durée est beaucoup plus longue chez l'adulte, où son évolution embrasse quelquefois une période de plusieurs années.

III. — Hydarthrose accidentelle. — Nous en avons donné la cause et le mécanisme ; nous ne pourrions pas, sans nous répéter, revenir sur ce sujet. Il nous suffira de dire que cette hydarthrose passe inaperçue; lorsqu'elle survient après la résorption de l'épanchement primitif, on croit qu'elle en est la réapparition; et si l'épanchement primitif n'a pas disparu, l'augmentation de liquide qu'elle lui apporte est mise sur le compte de circonstances accessoires, telles que la marche de la consolidation et l'état général du malade.

PRONOSTIC.

Les détails que nous avons donnés en étudiant les terminaisons de l'arthropathie du genou, nous permettent d'être bref sur le pronostic. Peu sérieux dans le jeune âge, il acquiert une certaine gravité dans l'âge mûr et la vieillesse. Les dangers proviennent de l'arthrite subaiguë; elle laisse sur la synoviale des lésions, qui, trop souvent, compromettent la fonction du membre; et, à ce point de vue, on observe des différences très-grandes avec les diverses méthodes de traitement.

L'hydarthrose primitive disparaît ordinairement avec la consolidation; les épanchements accidentels diminuent avec rapidité dès qu'on supprime l'obstacle à la circulation; l'hydarthrose fonctionnelle peut persister pendant longtemps : mais elle ne gêne en rien la fonction du genou.

TRAITEMENT.

Nous n'avons pas l'intention de nous occuper du traitement proprement dit des fractures; cette partie est exposée dans tous les ouvrages de pathologie générale et spéciale beaucoup mieux que nous ne saurions le faire. Nous allons seulement, sans discuter la valeur relative des appareils, formuler deux indications qu'ils doivent remplir : 1° il faut qu'ils placent le membre dans la position la plus favorable à la guérison de l'arthrite sans adhérences; cette position, indifférente pour l'enfant, est la demi-flexion pour l'adulte; 2° il faut qu'ils laissent un libre cours à la circulation du sang dans les veines articulaires; s'ils exerçaient une constriction excessive au-dessus de la jointure, ils pourraient produire un épanchement nouveau ou augmenter celui qui existe déjà.

Nous devons encore, avant de parler du traitement de l'hydarthrose, voir si elle ne peut pas fournir quelques renseignements utiles sur l'état de la fracture. M. Delthil nous donne à cet égard des détails très-précis; dans son observation XXVII la fluctuation a persisté pendant deux mois et demi, jusqu'à la consolidation complète : dans les observations XVII et XVIII les cals paraissaient solides, mais il restait un peu de liquide dans le genou; les malades voulurent marcher et aussitôt les fractures se reproduisirent. Ces faits sont intéressants et méritent sérieusement d'attirer l'attention; si leur petit nombre nous permettait de conclure, nous regarderions la marche comme dangereuse avant la disparition complète de l'hydarthrose primitive.

Pour obtenir ce dernier résultat, il faut comprimer exactement l'articulation et la maintenir immobile. Nous avons vu ces moyens réussir chez tous les malades et nous sommes persuadé qu'il en sera toujours ainsi, lorsque la consolidation se fera régulièrement.— Les épanchements accidentels cèdent au même traitement ; il faut supprimer leur cause. S'ils inspiraient quelque inquiétude, on aurait recours aux applications de teinture d'iode, aux onctions avec l'onguent napolitain, la pommade à l'iodure de plomb, etc., etc.

Quand les signes qui révèlent la présence du liquide ont disparu, la tâche du médecin n'est pas terminée ; il reste à combattre les effets de l'arthrite et à rétablir la fonction du membre. Mais à quel moment faut-il intervenir? nous croyons qu'il convient, en règle générale, d'imprimer des mouvements à l'article aussitôt après la résolution de l'épanchement. Alors, en effet, la synoviale n'est plus enflammée, les produits seuls de son inflammation persistent, et ils sont susceptibles de régression ou de modifications qui bientôt ne seront plus possibles.

La plus grande prudence dans les manœuvres est nécessaire ; on agira doucement et progressivement, sans se préoccuper outre mesure de l'hydarthrose fonctionnelle, qui est inévitable.

CONCLUSIONS.

—

Nous avons essayé de démontrer dans le cours de notre travail qu'il existe dans le genou après les fractures de cuisse et souvent après les fractures de jambe :

1° Une hydarthrose primitive dont la cause la plus fréquente, mais non unique, est un traumatisme indirect de la synoviale ;

2° Une hydarthrose fonctionnelle due, ainsi que la gêne articulaire, aux produits inflammatoires que l'hydarthrose primitive laisse après elle ;

3° Et quelquefois une hydarthrose accidentelle, occasionnée par une constriction excessive, exercée au-dessus de la jointure.

La première est la plus importante et doit être traitée avec la solution de continuité de l'os; la seconde n'est qu'un symptôme et n'exige, dans la grande majorité des cas, aucun soin ; on doit considérer la troisième comme une complication fâcheuse qu'il faut combattre et mieux encore prévenir.

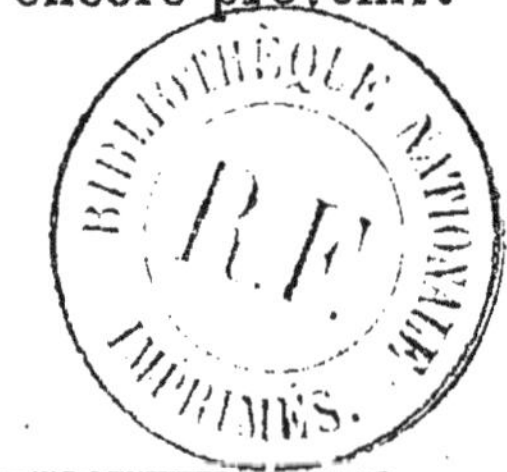

Paris. — A. PARENT, imprimeur de la Faculté de Médecine, rue M.-le-Prince, 29-31.

www.ingramcontent.com/pod-product-compliance
Ingram Content Group UK Ltd.
Pitfield, Milton Keynes, MK11 3LW, UK
UKHW021650260726
13994UKWH00003B/1382

9 782329 129105